64
Td 223.

LES DANGERS

DE

LA VACCINE.

LES DANGERS

DE

LA VACCINE,

Démontrés par des faits authentiques, consignés dans quelques Mémoires, et dans différentes lettres adressées au Comité Médical et Central établi à Paris, pour faire des épreuves sur ce nouveau genre d'inoculation ;

PAR J. S. VAUME,

Docteur en Médecine, Médecin adjoint de l'Hospice du Roule, Médecin de l'Université de Louvain, membre du Collège de Médecine de Bruxelles, ancien Chirurgien en chef de l'Hôpital Militaire d'Ajaccio, ancien Chirurgien-Major du Régiment du Prince de Ligne, au service de l'Empereur d'Allemagne, etc. etc.

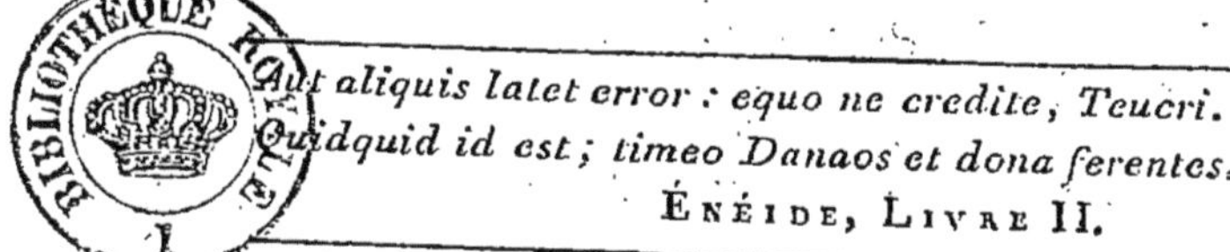

Aut aliquis latet error : equo ne credite, Teucri.
Quidquid id est ; timeo Danaos et dona ferentes.
ÉNÉIDE, LIVRE II.

DE L'IMPRIMERIE DE GIGUET ET Cie.

A PARIS,

Chez PETIT, Libraire, Palais-Égalité, Galerie vitrée, au bout de celle de bois, près le Théâtre-Français, n°. 229.

GERMINAL AN IX.

[illegible]

PRÉFACE.

Lorsqu'on nous a annoncé un nouveau préservatif de la petite vérole, plus doux et aussi certain que l'inoculation ordinaire, j'ai pris aussitôt des informations sur cette découverte, très-décidé de l'adopter aussitôt que j'en connoîtrois les avantages ; mais je dois avouer que mes doutes égalèrent ma répugnance, en apprenant qu'on prétendoit trouver ce spécifique dans une maladie contagieuse, réservée aux vaches d'une seule province d'Angleterre. Pour m'instruire, je me procurai des renseignemens certains sur les épreuves faites par les inventeurs. Quelle fut ma surprise, de n'appercevoir dans leurs relations que le tableau d'une maladie étrangère à notre espèce comme à notre pays ! On avouoit même que ce venin occasionnoit souvent dans le corps humain, des symptômes graves, qui avoient déjà été suivis de la mort de plusieurs individus.

Je vis alors qu'il n'y avoit pas à balancer entre les dangers et les incertitudes d'une nouvelle méthode si extraordinaire, et les avantages certains de l'inoculation variolique, confirmés par plusieurs siècles d'expérience. C'est ce qui me détermina à publier mes premières et secondes Réflexions sur la Vaccine.

Je suis cependant bien éloigné de vouloir blâmer les gens de l'art aussi instruits qu'estimables, qui n'ont eu que le soulagement de l'humanité pour motif de leurs peines et de leurs recherches. Je dirai même, pour rendre justice à la pureté des intentions du comité de la Vaccine, que toutes les fois que je me suis présenté pour observer ses opérations, il m'a donné avec franchise, les éclaircissemens que je demandois.

Mais il falloit du tems pour s'éclairer et pour prononcer sur un sujet aussi grave;

c'est ce qui ne convenoit pas à certaines personnes plus avides de gain que de gloire. Impatiens de jouir, ils donnèrent pour certain ce qui n'étoit encore que problématique. Leurs discours astucieux, autant que les éloges prématurés de quelques médecins probes, mais trop crédules, séduisirent des personnes bienfaisantes, même des administrateurs zélés, qui, toujours occupés de tout ce qui peut soulager l'humanité, se laissèrent entraîner par un motif aussi beau. C'est ainsi que la Vaccine fut louée, pratiquée et propagée sans examen ultérieur.

Il falloit donc des évènemens malheureux pour éclairer les personnes sincères, et pour mettre un frein à l'imposture et à la cupidité.

Pour parvenir à ce double but, je vais faire connoître avec la plus exacte vérité quelques faits qui, par hasard, sont parvenus à ma connoissance. Ils doivent en faire supposer beaucoup d'autres qui me sont inconnus; mais ceux que nous avons constatés, me suffisent pour être convaincu dés dangers de ce prétendu spécifique. Je déclare donc une fois pour toujours, afin que mon silence ne soit pas de nouveau pris pour mon approbation, qu'ayant reconnu, par mon expérience, les effets incertains et pernicieux de la Vaccine, jamais cette maladie des vaches ne sera, de mon consentement, introduite dans le corps humain.

Les gens sensés approuveront, j'espère, ma résolution, qui s'est encore raffermie par les embarras et les contradictions des partisans de cette innovation. Elle ne devoit d'abord présenter aucun danger; les personnes les moins exercées pouvoient vacciner en tout tems, des individus de tout âge, et dans tous les instans de la vie, etc. Aujourd'hui, ils tiennent un langage bien différent : il faut bien choisir les sujets, disent-ils, éviter la dentition, les gourmes, etc. ; il faut des préparations, et il est indispensable que l'opération soit dirigée par un praticien habile, qui même se trompe souvent , parce qu'il y a une fausse Vaccine , difficile à distinguer de la vraie. Pour soutenir l'espoir de la vertu préservative de cette dernière , malgré le grand nombre d'individus qui ont pris la petite vérole pendant le travail de la Vaccine, ou lorsqu'il a fini, on suppose alors que celle-ci est arrivée trop tard , ou qu'on a confondu la fausse avec la vraie Vaccine , ou que cette dernière n'a point pénétré dans la masse du sang , etc. etc. Il faudroit donc au moins trente années d'expérience pour être assuré de la vertu préservative de ce virus des vaches , quand même on voudroit encore contester ses effets pernicieux.

Mais la vérité se découvre, l'enthousiasme diminue, les spéculateurs tremblent, les gens probes s'éclairent. Faut-il que ce soit aux dépens de nombreuses victimes, qui déjà nous sont annoncées de plusieurs parties de l'Europe? On reconnoîtra enfin les avantages inappréciables de l'inoculation variolique , la seule qui soit raisonnable, la seule qui nous présente, sans peine, tous les effets merveilleux qu'on cherchoit envain avec des soins infinis dans le *Cowpox*, maladie que nous devons abandonner sans regrets aux vaches de la province d'Angleterre, qui seule a le malheur d'en être infectée.

MÉMOIRE

SUR

LA VACCINE,

Et sur les premières épreuves qui en ont été faites à Paris, par le Comité Médical. (Cet écrit a été publié dans les journaux du mois de Brumaire dernier.)

CE n'est qu'en attendant le rapport du comité établi en cette capitale, pour vérifier les effets de la Vaccine, et pour satisfaire les amateurs ardens de cette innovation, que je vais faire connoître, avec la plus scrupuleuse vérité, des faits que j'ai vus, d'autres qui m'ont été communiqués par des membres du comité, en m'invitant à suivre leurs opérations.

D'après ces faits, je pourrai (sans crainte de divaguer) ajouter quelques réflexions, qui prouveront combien nous devons nous méfier de ces écrivains, qui donnent pour certain ce qui devient plus douteux, à mesure que nous sommes plus éclairés par l'expérience.

Exposé succinct des épreuves faites à Paris.

Le comité de Paris inocula trente enfans, il y a environ cinq mois, avec du virus venant d'Angleterre, qui avoit déjà servi dans ce pays à l'inoculation successive de cent individus environ ; suivant l'avis du commissionnaire, ce virus devoit tirer son origine du *Cowpox* (maladie reservée aux vaches anglaises.)

Quelle que soit cette matière, elle ne fit d'effets réels que sur six ou sept individus, qui eurent, à chaque piqûre, un bouton blanc, entouré d'un cercle inflammatoire plus ou moins considérable.

Les piqûres du nommé *Blondeau* ayant le mieux réussi, on fit graver la figure des boutons qui en résultèrent.

Trois mois après l'insertion de ce virus, on a réinoculé trois de ces individus avec le virus variolique ; de ce nombre fut *Blondeau* : deux n'eurent que des boutons légèrement inflammatoires ; mais *Blondeau* eut des boutons varioleux bien caractérisés, avec fièvre le huitième jour, etc.

Pour ne laisser aucun doute sur la nature de cette petite vérole, le comité fit prendre de la matière de *Blondeau* ; on inocula deux enfans, dont un, nommé *Charles Lavalette*, eut une petite vérole des plus complètes, avec cent boutons environ ; on en inocula son frère de lait, qui, de même, prit la petite vérole ; ce qui forma le complément de la preuve que *Blondeau* avoit bien réellement pris la petite vérole. Le tout se trouve consigné dans les procès - verbaux du comité.

Avant ces réinoculations, le médecin Woodville étoit arrivé de Londres, apportant de la matière qui devoit aussi venir originairement d'une vache anlgaise, mais qui avoit servi à l'inoculation successive de peut-être cinq ou six cents individus de l'espèce humaine. Le comité livra au médecin Woodville six enfans ; mais, à son grand étonnement, ce virus qu'il avoit apporté avec tant de soin, ne produisit aucun effet. Pendant cet intervalle, le premier virus que le comité avoit reçu, s'étoit affoibli et finalement s'étoit tout - à - fait amorti, de manière que le comité et l'inoculateur anglais se trouvèrent réduits à l'inaction.

Mais, celui-ci, en débarquant à Boulogne, y avoit envacciné quelques individus ; on apprit que cette épreuve avoit réussi. On fit venir en poste de cette matière, et le citoyen *Colon*, partisan très-prononcé de cette innovation, livra son propre fils à l'insertion de ce virus. Il produisit, ainsi que l'autre virus, un bouton blanc par chaque piqûre, avec une auréole inflammatoire assez considérable ; la matière de ces boutons a servi de germe à tous ceux qu'on a envaccinés et qu'on continue encore à envacciner. Son effet, quand elle en a produit, a constamment été le même, sans autre altération à la santé, qu'un léger mouvement de fièvre, dépendant peut-être de l'inflammation locale.

Le comité avoit encore fait une seconde épreuve de la première matière, en réinoculant avec la variole sept individus envaccinés environ depuis deux mois ; cinq n'eurent que des boutons légèrement inflammatoires, qui se desséchèrent avant le neuvième jour ; deux eurent à chaque piqûre des boutons plus marqués avec inflammation ; ils existoient encore du onzième au douzième jour.

Le 11 vendémaire, trois enfans, reconnus bien envaccinés avec la matière du médecin Woodville, furent réinoculés avec le virus variolique : dès le lendemain à chaque piqûre parurent des boutons, qui ne tardèrent pas à grossir, et à s'emplir d'un pus jaunâtre ; le cinquième jour, le citoyen Salmate, qui avoit réinoculé ces individus, leur trouva de la fièvre. Le septième jour, je me suis rendu au comité pour examiner ces réinoculés ; j'apperçus des boutons varioleux presqu'à toutes les piqûres, quelques-uns avoient de la matière ; enfin, les bras présentoient l'aspect d'une inoculation à son septième ou huitième jour, lorsqu'elle a bien réussi. Les deux sœurs Ducrocq étoient remarquables par la rougeur des pommettes, et par leurs yeux étincelans ; j'ai senti dans leurs pouls de la plénitude et de l'élévation, avec cette vibration fébrille dans l'artère , qu'un médécin praticien reconnoît au premier abord , en lui indiquant que la nature est en travail. J'ai demandé qu'on essayât de cette matière , comme on avoit essayé de celle de *Blondeau* , le comité s'y est refusé.

Voilà le précis véridique des effets obtenus par les épreuves faites jusqu'à ce jour , avec les deux matières purulentes reçues d'Angleterre.

Conséquences et Réflexions.

Le comité a opéré comme on vient de le voir, avec une matière dont l'origine lui est inconnue : en perpétuant même ses épreuves, il ne pourra jamais prononcer avec certitude, s'il ne fait prendre par des commissaires et avec toutes les formalités pour prévenir les fraudes, la matière directement sur le pis d'une vache infectée de la maladie nommée *Cowpox* : par les effets que j'ai vu du virus venu d'Angleterre, je me suis bien convaincu que ce n'est pas du virus variolique ordinaire , mais j'ai cru y reconnoître un mélange d'une matière provenante peut-être de vache, avec celle de petite - vérole , ce qui aura produit une espèce de virus mixte, qui s'amortira put-être comme il est déjà arrivé. J'ai prouvé dans mes réflexions antérieures, que pour savoir si la Vaccine préserve de la petite-vérole , il falloit laisser au moins un intervalle d'une année entre l'inoculation de la Vaccine et la réinoculation avec la matière variolique ; les retours périodiques des fièvres , des règles, des hémorroïdes , des coliques et d'autres maladies , ne laissent aucun doute sur les révolutions de jours , de mois , d'années , et même de sept années , connues sous le nom d'*années climatériques* , auxquelles le corps humain est assujéti ; les effets du virus variolique peuvent donc être suspendus sur un sujet envacciné pendant une de ces révolutions ; la rougeole , qui suit ou précède quelquefois la petite-vérole , peut faire une exception , mais ne détruit pas mon argument.

Le comité a voulu cependant faire trois tentatives, la première après un intervalle de trois mois ; les deux autres après un intervalle de deux mois environ : dans la première , sur trois , un prit la petite-vérole , et ce fut *Blondeau* sur qui la Vaccine avoit produit le plus d'effets ; dans la seconde , deux sur sept eurent des boutons inflammatoires, qui subsistèrent au-delà du douzième jour ; dans la troisième , tous prirent aux piqûres

des boutons varioleux bien caractérisés, accom-
pagnés des autres symptômes ordinaires aux inoculations bénignes. Il est donc naturel d'arguer
de ces faits, que si on avoit attendu la révolution d'une année pour la réinoculation, tous
ces envaccinés auroient pris la petite vérole,
à l'exception de ceux qui n'auroient pas la
disposition momentanée de la prendre, et de
ceux qui peuvent l'avoir eue; car le comité
a reconnu avoir été trompé dans les sujets qu'on
lui a livrés pour ses épreuves.

Le peu de rapport qu'on voit entre celles qui
ont été faites à Paris, à Londres et à Genève,
prouve encore que tout ce qui a été tenté jusqu'aujourd'hui n'offre ni ensemble, ni stabilité,
ni motif quelconque de conviction que la Vaccine
soit le préservatif de la petite-vérole.

Une lettre de Genève, en me confirmant les
ravages que ce fléau y exerce, ajoute que les
envaccinés n'en sont pas plus à l'abri, que les
autres individus.

D'après cet exposé véridique et franc de ce qui
a été fait sur la Vaccine sous nos yeux, et d'après
ce que nous pouvons savoir de positif sur ce qui
s'est passé dans d'autres pays, on peut voir combien ces apologistes outrés de cette innovation
en imposent au public, en mettant leurs préjugés
ou des spéculations d'un avide intérêt particulier

à la place de la vérité. Un médecin anglais nommé *Thornton*, dans une annonce qu'il a faite, n'a pas craint de joindre l'imposture à l'astuce. J'exhorte donc les amateurs de la Vaccine à attendre patiemment le rapport et le résultat des épreuves dirigées avec prudence et impartialité par ceux des membres composant le comité de Paris, qui méritent la confiance du public; et si, contre toute apparence la Vaccine pouvoit offrir un moyen de plus de diminuer nos maux, avec quelle satisfaction je joindrois ma profession de foi et mon aveu au rapport du comité qui annonceroit ce bienfait ! J'exhorte aussi le public, et les gens de l'art, à se méfier, jusqu'à ce moment, de toute annonce sur la Vaccine et de ses succès, qui, malgré nos vœux, et d'après les preuves évidentes que je viens de donner, sont plus que jamais problématiques. VAUME, *M. D.*

MÉMOIRE SUR LA VACCINE,

Adressé à plusieurs Journalistes, qui ont refusé de le publier.

Paris, ce 7 frimaire an 9.

Deux enfans bien vaccinés viennent de prendre la petite vérole la plus complète, dont un par contagion, l'autre à la suite de l'inoculation : je vais faire connoître ce dernier fait avec exactitude, et les curieux pourront facilement le vérifier;

il n'est vraisemblablement pas à la connoissance du comité de la Vaccine, puisqu'il n'en fait pas mention dans le rapport qu'il vient de publier.

Cette omission doit cependant nous surprendre, vu que cette épreuve Vaccine, et la contre-épreuve variolique ont été faites à l'hospice de l'Ouest, maison destinée aux épreuves du comité. Il se respectera trop, pour se servir ici de l'excuse, souvent répétée, que cet enfant n'avoit pas été bien envacciné; on répondroit, comme j'ai déjà fait, pourquoi l'a-t-on soumis à la contre-épreuve de l'inoculation variolique? En s'excusant ainsi, chaque fois que les envaccinés prendront la petite-vérole, les épreuves sur un objet aussi important, deviendroient une dérision.

Après tout ce qui a été écrit pour et contre la Vaccine, je me bornerai, dorénavant, à la citation des faits, qui, par hasard, viendront à ma connoissance; je les vérifierai par moi-même, autant que les circonstances et mes occupations me le permettront, ou je citerai les personnes de l'art qui me communiqueront de ces faits, en donnant les noms des individus envaccinés, et en indiquant le lieu de leur domicile. Si malgré ces précautions, je pouvois être induit en erreur, je la rectifierai, aussi-tôt qu'elle sera à ma connoissance.

Ces observations isolées, sur la Vaccine, ne

feront que précéder celles que je me propose de faire sur des individus, qui seront reconnus avoir subi cette épreuve, et lorsqu'elle aura produit ses effets ordinaires; mais je laisserai une année d'intervalle, entre l'épreuve Vaccine, et la contre-épreuve variolique, je ferai connoître avec franchise, les effets que j'aurai obtenu. Espérons que ces démarches fourniront une preuve bien convaincante de mon intention pure et simple, de découvrir la vérité sur cette innovation. Elle seroit sans contredit, la plus importante des découvertes, si ce virus des vaches anglaises, ou pour mieux dire, cette matière dont nous ignorons la source ou le mélange, pouvoit délivrer l'humanité de la petite vérole, un de ses plus cruels fléaux. Malheureusement, plusieurs faits constatés jusqu'à ce jour, ceux que je vais citer, et ceux que l'on peut présumer devoir se présenter à l'avenir, semblent nous interdire cette espérance consolante.

Premier fait, vérifié le 23 brumaire an 9, par le citoyen DRIOLLET, *étudiant en médecine.*

Le citoyen Collard, demeurant à l'Arsenal, chez le citoyen Bernard, directeur des fourrages, a fait vacciner sa fille, âgée de dix à douze ans : l'opération a réussi parfaitement, au gré de l'opérateur et des parens. Au neuvième ou dixième jour, les effets de la Vaccine, ayant eu leurs cours, cette jeune fille prit de son frère, par contagion, la petite vérole avec éruption générale sur tout le corps.

Deuxième fait, vérifié par moi-même, le 27 brumaire an 9.

Je me suis transporté à l'hospice de l'Ouest, situé au-delà de la rue de Sèves, où le comité fait ses épreuves sur la Vaccine : j'ai vu un enfant de quatre à cinq mois, portant le n°. 25, dans' la salle des convalescens ; on m'a dit qu'il se nommoit Jean-Louis Hacquenet. Il avoit été soumis, quarante à cinquante jours auparavant, à l'opération de la Vaccine, qui fit son effet ordinaire : les infirmières m'assurèrent même que la fièvre, qui s'en étoit suivie, avoit été considérable ; on lui fit, environ un mois après cette épreuve Vaccine, la contre-épreuve, en l'inoculant avec le virus variolique ; celui-ci prit parfaitement, et la fièvre survint du huitième au neuvième jour ; elle fut suivie d'une irruption de petite vérole générale sur tout le corps. Cet enfant étoit au sixième ou septième jour de l'éruption variolique, le 27 brumaire, lorsque je l'ai vu ; les cicatrices et les taches occasionnées par la Vaccine, étoient encore apparentes; c'est ce qui doit lever tous les doutes, sur les effets de ces deux inoculations : les incrédules pourront vérifier ces faits, pendant plus d'un mois, les traces de l'une et l'autre opérations sont si positives, qu'elle dureront certainement au-delà de ce terme.

VAUME, *D. M.*

Le Mémoire ci-dessus n'ayant pas été publié, j'ai dû être surpris de voir un article du comité inséré dans les journaux, où l'on discutoit sur ce que j'avois écrit; c'est ce qui m'engagea d'adresser, audit comité, la lettre suivante.

Première lettre adressée aux président et membres composant le Comité de Paris, pour faire les épreuves sur la Vaccine.

Paris, le 21 frimaire an 9.

CITOYENS;

J'ai adressé, le 7 frimaire, aux rédacteurs du *Moniteur* et du *Journal de Paris*, un article sur la Vaccine, qui n'a pas encore été publié : comment se peut-il donc qu'il soit parvenu à votre connoissance, et que vous l'ayez réfuté dans ce

dernier journal , en date du 16 du même mois ?
Si , dans la discussion polémique qui nous occupe ,
le comité avoit seul le droit de parler , certes , la
raison ne seroit jamais pour ceux qui , comme
moi , ont su douter et faire des observations : j'a-
joute qu'on aura peine à nous comprendre , si ,
contre toutes les règles de la rhétorique , les pa-
piers publics donnent vos réfutations avant mes
objections. Malgré cette irrégularité , j'adresse-
rai ma réponse au comité , aussitôt que mon dernier article , déjà réfuté , sera public : je saurai
garder , dans les observations que je lui présen-
terai , ce ton de modération et d'honnêteté dont
il nous a donné l'exemple.

Espérons que les personnes sensées ne verront
dans cette discussion sur la Vaccine, qu'un moyen
de plus de la faire triompher , si ses effets pouvoient être aussi miraculeux qu'on nous les a
annoncés.

Pour m'éclairer , je ferai , avec le virus variolique , des contre-épreuves sur des sujets vaccinés ; mais je laisserai une année d'intervalle entre
les deux opérations ; les médecins instruits en
sentiront la nécessité : je communiquerai au comité , avec franchise , tous les effets que j'obtien-
drai ; et je le prie d'être persuadé qu'en faisant
mon possible pour donner la petite vérole aux
envaccinés , tous mes vœux seront contre ma

réussite. Ni les éloges prématurés des enthousiastes, ni les clameurs des personnes animées
par un sordide intérêt ; aucune considération,
enfin, ne pourra me détourner de mes recherches ;
mon approbation publique ne sera jamais donnée
qu'après ma conviction, et celle-ci sera, je le
promets, précédée de ma propre expérience.
J'espère que cette conduite franche et réservée
méritera l'approbation de la grande majorité des
gens de l'art, et des membres aussi respectables
qu'éclairés du comité, auxquels j'ai l'honneur de
présenter les sentimens de ma considération.

VAUME, D. M.

<hr>

Le Comité de l'inoculation de la Vaccine,
au citoyen VAUME, *médecin.*

Paris, le 2 nivôse an 9.

CITOYEN,

Le comité, en faisant insérer sa dernière note
dans le *Journal de Paris*, avoit uniquement
pour objet de détromper le public, relativement
à des bruits faux et controuvés qu'il étoit ins-
truit que l'on répandoit sur quelques-unes des
inoculations de la Vaccine qu'il avoit pratiquées.

Il étoit bien éloigné de croire que vous pussiez partager l'opinion des personnes qui se plaisoient à les accréditer, et en ce moment même, il ne peut encore le penser. Comment arrive-t-il, cependant, que vous regardiez comme vous étant personnelle, une note qui n'a été rédigée que contre ces personnes? Vous seul, citoyen, pouvez nous donner cette explication.

Le comité n'a eu connoissance d'aucun article que vous eussiez fait parvenir au *Moniteur* ou au *Journal de Paris*. S'il vous eût regardé comme l'auteur des bruits qui lui revenoient de toutes parts, il se seroit directement adressé à vous, en vous offrant, comme il l'a toujours fait pour tous ses collègues, les communications les plus franches et les plus détaillées. Le comité auroit peut-être quelque droit de réclamer la réciprocité d'égards sur cet article; mais il préfère, pour l'intérêt de la cause qui l'occupe, laisser liberté entière de conduite, comme d'opinion.

Si, comme vous l'annoncez dans votre lettre, citoyen, le comité, par sa note, *réfute votre article*, qui cependant lui étoit inconnu, il s'applaudit de vous avoir éclairé sur des faits que sans doute on vous avoit infidèlement rapportés; s'il vous reste encore quelques doutes, vous trouverez auprès de nous toutes les instructions que vous pourrez désirer : vous savez qu'en matière d'observations ou d'expérience, il faut s'entendre d'abord sur les faits, avant d'entrer en discussion.

Le comité vous remercie de l'opinion favorable que vous avez de ses intentions ; il vous offre les témoignages de son estime.

Salut et dévouement.

Signés, THOURET, PARFAIT, etc. etc.

Deuxième lettre adressée aux président et membres composant le Comité examinateur de la Vaccine.

Paris, le 10 nivôse an 9.

CITOYENS,

J'ai reçu la réponse que vous m'avez fait l'honneur de m'adresser. Sans entrer dans aucun détail sur son contenu, j'espère que je seconderai vos intentions, en redoublant de zèle et d'attention pour ne vous présenter, sur la Vaccine, que des faits authentiques. Je conviens qu'il faut premièrement s'entendre sur les faits, avant d'entrer en discussion : pour parvenir à ce but, je ferai mes contre-épreuves aux époques que j'ai fixées, en vous communiquant sans détour les effets pour et contre que je pourrai obtenir. Heureux, si nos peines et nos recherches pouvoient procurer à l'humanité un préservatif plus doux et plus assuré contre le virus variolique, que l'ancienne inoculation ! Mais ce seroit abuser de la crédulité du public, que de lui donner aujourd'hui pour certain ce qui ne peut être vérifié que par le tems et l'expérience.

Agréez, citoyens, mes sentimens de considération la plus distinguée, et mon salut.

VAUME, *D. M.*

____

Troisième lettre adressée par le cit. VAUME, *médecin, aux président et membres composant le Comité pour faire à Paris les épreuves sur la Vaccine.*

Paris, le 21 ventôse an 9.

CITOYENS,

Dans ma dernière lettre, en réponse à celle que vous m'avez fait l'honneur de m'écrire le 2 nivôse dernier, j'ai annoncé que je me bornerois dorénavant à ne vous citer, sur la Vaccine, que des faits qui seroient de la plus grande authenticité, pour remplir ma promesse, et en attendant que je fasse mes contre-épreuves, desquelles j'aurai l'honneur de vous faire part, j'ai cru important de vous faire connoître, ainsi qu'au public, un évènement malheureux, qui doit beaucoup diminuer de la sécurité avec laquelle on a adopté la Vaccine, d'après l'assurance de certaines gens de l'art, que cette opération n'étoit point dangereuse, et qu'elle étoit le préservatif assuré contre la petite vérole. Mais il est du devoir des médecins prudens, et qui connoissent la marche de la nature, de savoir résister à l'enthousiasme qui ne réfléchit pas, et d'éclairer le public, et plus particulièrement les personnes guidées par de purs motifs de bienfaisance et de philantropie, afin qu'un sentiment si beau et si sublime ne tourne pas au détriment de l'humanité.

Le fait que je vais vous citer, n'a pas besoin de commentaire ; le présenter dans toute sa vérité, est mon unique intention ; il ne peut que faire naître des réflexions qui ne seront pas en faveur d'une découverte, sur laquelle bien des personnes avoient déjà fondé les plus flatteuses espérances.

Le citoyen Goupy, banquier, demeurant rue Thevenot, n°. 63, qui réunit les qualités d'homme honnête, intelligent et véridique, a bien voulu me faire le récit de l'évènement cruel qui le plonge, ainsi que son épouse, dans la plus grande douleur. A la sollicitation de quelques amis, qui lui avoient annoncé que la Vaccine ne présentoit

aucun danger, et qu'elle garantissoit pour toujours de la petite vérole, consentit de livrer ses
enfans à cette épreuve, et il accepta l'offre que
lui fit le citoyen Colon de vacciner ses deux
filles, dont une âgée de cinq ans, et l'autre de
deux ans environ. L'aînée fut vaccinée la première, et on se servit de la matière de sa Vaccine pour envacciner la cadette. On représenta au
vaccinateur (1) que cette enfant avoit une hu-
meur de gourme à la tête ; elle étoit d'ailleurs
bien portante, même vigoureuse, et avoit été
allaitée par la mère. Suivant le système des partisans de la Vaccine, aucun tems, aucun âge,
aucune circonstance, ne pouvant empêcher la vaccination, ni la rendre dangereuse, l'opération
fut faite à cette dernière le 18 pluviôse ; le 22,
la Vaccine fit aux piqûres son effet ordinaire ; le
24, l'inflammation des boutons vaccins ayant
augmenté, il survint une forte fièvre, qui le lendemain fut suivie d'une éruption considérable de

____

(1) Plusieurs personnes pourroient croire que c'est par
dérision que j'emploie les termes de *vaccin*, *vaccine*,
vaccination, *vaccinateur*, etc. ; il est bon qu'elles
sachent que tous ces mots ont été adoptés par tous les
écrivains, particulièrement par le *Journal de Médecine*.
Quelques-mois plus tard, peut-être qu'on auroit pu se
dispenser d'inventer toute cette nomenclature.

gros boutons, particulièrement sur la tête, la face et le col; ces boutons avoient absolument la même figure que les boutons de la Vaccine survenus aux piqûres : les symptômes allèrent toujours en augmentant, jusqu'au 3o pluviôse; plusieurs vaccinateurs furent appelés pour donner leurs avis : les vésicatoires furent appliqués à deux reprises; vers le premier ventôse, le délire fut accompagné de convulsions; et l'enfant mourut le surlendemain, 3 ventôse, tous les boutons ayant à-peu-près conservé leur même grosseur.

Je vous engage, citoyens, à faire constater par une commission cet évènement malheureux et décisif; et comme c'est par hasard qu'il est parvenu à ma connoissance, mes occupations ne me permettant pas de faire des perquisitions, on peut supposer d'autres évènemens qui ne sont pas à l'avantage de la Vaccine, et qu'on ne s'empressera pas de publier.

Je ne puis m'empêcher de vous communiquer, par cette occasion, quelques réflexions sur une lettre qui a paru au nom du comité, qui contient trois assertions qu'on a de la peine à croire être sorties de la plume d'un médecin qui, jouissant d'une grande réputation, est recommandable par sa sagesse et par sa science : on est étonné qu'il ait pu s'abandonner à l'enthousiasme de cette nouveauté, au point d'affirmer les trois assertions suivantes :

1°. La Vaccine est une maladie légère ;

2°. La Vaccine n'est pas contagieuse ;

3°. La Vaccine préserve de la petite vérole.

Je vais combattre ces trois assertions avec les armes de la raison et de l'expérience, et opposer les inventeurs anglais, qui datent de deux ans, aux imitateurs français, qui datent d'environ six à sept mois, époque de l'arrivée en France du vaccinateur Woodville.

1°. La Vaccine est une maladie légère.

En quittant le citoyen Goupy, j'étois tout ému des gémissemens d'un père, sur la mort d'une enfant chérie, lorsque je vis près de sa maison une affiche du citoyen Colon, laquelle annonçoit aussi que la Vaccine étoit une maladie légère, et nullement dangereuse. On se doute bien de l'effet que pourra produire sur l'esprit du père et de la mère la lecture de cette affiche, si, par hasard, ils l'apperçoivent ; mais sans répéter ce triste évènement, je pourrai vous donner d'autres preuves que la Vaccine est souvent une maladie grave, et même mortelle. Il suffira de vous citer ce qu'en disent les inventeurs anglais, entr'autres le maître vaccinateur Woodville. Je commence par la liste des vaccinés qui, sous sa direction, ont eu une éruption de cent boutons et au-delà, accompagnée de

symptômes plus ou moins graves, tels que fièvre
violente, maux de gorge, douleurs d'entrailles,
délire, convulsions, etc. etc.

Les nommés	Nombre des boutons.	Les nommés	Nombre des boutons.
Collingridge....	170	Spooner....	150
Georges.......	530	H. Loveb......	170
Bumpus.......	310	Salmon.......	200
W. Hull.......	200	Harris.......	300
S. Hull.......	120	Turner.......	220
Hoole.......	102	Streeton.......	300
Hickland.......	300	Smith.......	105
Morton.......	200	Méacoek.......	350
Dixon.......	174	J. Turner.......	1,000
Platfond.......	1,000	Jenkins.......	300
Séart.......	200	Hew.......	100
C. H. Arriskind.	100	Adams.......	200
Waters.......	120	Buckthorpe....	100
H. Fimens.....	165		

Plusieurs de ces envaccinés ont été en danger
de perdre la vie. (*Voyez pages 64 et 91, etc. de
l'ouvrage du médecin Woodville.*) Enfin, d'autres en sont morts. Voici ce qu'il dit page 109 :
« J'avoue que dans plusieurs circonstances, la
» Vaccine a paru avec les symptômes d'une ma-
» ladie grave ; dans trois ou quatre cas sur cinq
» cents, le malade a été réellement en danger,

» et un enfant est mort, comme je l'ai dit , des
» suites de la maladie. »

Dans le Discours préliminaire du même ouvrage , le traducteur dit , page 34 : «.... D'autres
» ont été malades d'une manière assez grave ;
» d'autres ont eu une très-grande quantité de
» boutons ; enfin , il est mort un enfant à la ma-
» melle , le onzième jour après l'inoculation de la
» Vaccine. Voilà donc tous les avantages qu'on
» attendoit de cette découverte, détruits et anéan-
» tis par un seul fait. J'ajouterai que depuis l'im-
» pression de l'ouvrage de Woodville, c'est-à-dire,
» depuis le 19 mai 1799, une autre personne est
» morte à Londres de la même maladie , etc. »

Je ne sais si, dans ces deux morts, est compris
celui déjà cité par Woodville ; mais j'ai connoissance depuis long-tems de trois individus morts à
Londres de la Vaccine. J'ignore s'il en est mort
depuis cette époque ; mais je pense que voilà des
preuves suffisantes, que c'est à tort qu'on a dit
que la *Vaccine étoit une maladie légère*. Examinons la seconde assertion.

La Vaccine n'est pas contagieuse.

Il n'y a pas encore assez de tems que la Vaccine est établie en France , pour pouvoir dire
quelque chose de certain sur la contagion de
cette maladie des vaches ; mais écoutons ce que
dit, à ce sujet, le maître vaccinateur Woodville,

page 111 : « Un des avantages majeurs qu'on
» attribuoit à la Vaccine, étoit celui-ci : on pré-
» tendoit qu'elle n'étoit pas contagieuse. — Cela
» est vrai, lorsque la maladie ne dépasse pas les
» bornes de la partie inoculée ; mais lorsqu'elle
» produit de nombreux boutons sur toute la sur-
» face du corps, les exhalaisons qui en émanent,
» infectent les personnes qui entourent le ma-
» lade, et lui communiquent la Vaccine. J'ai eu
» dernièrement occasion d'observer deux cas sem-
» blables ; dans l'un, les symptômes furent gra-
» ves, l'éruption fut *Confluente* ; dans l'autre, la
» maladie fut très-modérée, et il n'y eut que très-
» peu de boutons. »

Vous voyez donc, citoyens, que les inventeurs
anglais sont encore ici en opposition avec les imitateurs français. Dans un autre moment, je par-
lerai des éruptions varioleuses, qui, de l'aveu des
partisans de la Vaccine, arrivent si fréquemment
du quatrième au douzième jour de la vaccination, époque de l'éruption à la suite de l'inoculation ordinaire. Dans ces cas, on m'a toujours
donné pour raison, que le virus vaccin étoit arrivé trop tard, que le virus variolique l'avoit de-
vancé dans le corps de l'individu ; cependant, la
Vaccine marche alors avec l'éruption, comme si
c'étoit une inoculation ordinaire. Mais ce n'est
pas encore le moment de parler de ces évène-

mens , qui nous feront connoître la nature de ce
virus peut être mélangé ou dégénéré , qui est si
variable dans ses effets. Examinons la troisième
assertion.

La Vaccine préserve de la petite vérole.

Il n'est pas une personne, pour peu qu'elle
soit susceptible de lier ensemble deux ou trois
idées , qui ne soit étonnée de cette assertion ,
quand même elle auroit été donnée d'une voix
unanime par tout le comité de la Vaccine. On
dira toujours que vous ne pouvez prophétiser ce
qui arrivera aux envaccinés dans vingt-cinq ans.
Il est déjà assez surprenant que dans un moment
où on ne croit plus aux miracles , on se soit si facilement livré à la croyance de celui des vaches
d'une petite province d'Angleterre , qui doivent
seules avoir la vertu de préserver l'espèce humaine
de la petite vérole. Avouez, citoyens, que quand
il est question de croire des choses qui, comme
celles-ci , sortent de la marche ordinaire de la
nature , et vu les faits incontestables que je viens
de vous citer ; avouez, dis-je, qu'on peut, sans dé-
raisonner , former de très-grands doutes.

Il me reste , citoyens, une réflexion à vous présenter sur la fausse Vaccine , que votre collègue
nous dit ne point garantir de la petite vérole , et
être si difficile à distinguer de la vraie Vaccine.
Des personnes qui ne connoissent point votre mo-

ralité , pourroient croire que cette fausse Vaccine
n'est qu'un subterfuge ; je suis bien éloigné
d'avoir cette idée des membres respectables
qui composent le comité ; mais votre collègue , en nous annonçant les incertitudes de
cette fausse Vaccine , et en faisant l'aveu que les
erreurs sont presque inévitables dans la pratique
de la vraie , et que le comité lui-même n'en a
pas été exempt , tient un langage bien différent
de ceux qui disoient que la Vaccine étoit une
chose si simple , que les personnes les moins
exercées pouvoient la pratiquer. Si vous ajoutez
à ces difficultés majeures les évènemens malheureux qui sont souvent la suite de l'introduction de
ce virus des vaches anglaises dans le corps humain , rien ne sera moins certain que la préfé-
rence qu'on doit donner à cette nouvelle méthode.

Quant à sa vertu préservatrice de la petite vérole , toute personne sensée comprendra qu'il faut
des années , avant que de pouvoir prononcer ,
avec assurance , sur ce sujet , et le contraire sera
peut-être prouvé dans quelques mois.

Agréez , citoyens , l'assurance de ma considération distinguée , et mon salut.

Vaume , D. M.

N. B. *J'ai adressé copie de la lettre ci-des-*

sus , ainsi que des deux suivantes , à quelques journalistes , qui ont refusé de les publier.

~~~~~~~~~~~~

Quatrième lettre adressée aux président et membres composant le comité Médical Central pour faire à Paris les épreuves sur la Vaccine.

Paris , ce 5 germinal an 9.

CITOYENS,

En vous confirmant la lettre que j'ai eu l'honneur de vous adresser , le 21 du mois dernier , je viens encore vous annoncer un nouvel évènement plus malheureux et plus décisif, s'il est possible , que celui contenu dans ma précédente. Un des enfans du cit. Lélitz, négociant en gros, rue Apolline , n°. 27 , est mort , le 23 ventôse , à la suite de l'opération de la Vaccine qui lui avoit été faite environ quatorze jours auparavant. L'effet des piqûres ne fut pas très-considérable ; mais vers le septième jour, le virus vaccin se porta sur les poumons , y occasionna une toux avec une irritation et un agacement insupportables. Ces symptômes allèrent toujours en augmentant ; la toux devint suffocative ; enfin l'enfant, ne pouvaut plus respirer, *étouffa.* C'est l'expression des pa-
~~~~~~~~~~~~

rens et des assistans (1). Je vous déclare, citoyens, qu'il n'y a eu dans cet évènement aucune faute qu'on puisse imputer aux personnes, plutôt qu'à la chose. L'enfant étoit de la plus brillante santé, il n'avoit ni gourmes, ni boutons, et certainement le comité n'a jamais vacciné de sujet plus beau et plus sain. Enfin, pour me servir encore de l'expression des parens, *on auroit mit toute sa fortune sur la tête de cet enfant.* Voulant me donner une idée de ce qu'il avoit été, on me fit voir une de ses sœurs : effectivement, je n'ai jamais vu de sujet mieux constitué. On ne peut donc faire aucun reproche au vaccinateur ; en vous le nommant, vous serez assuré que l'enfant a été dirigé par un homme de l'art, qui réunit la prudence aux talens, et qui n'étoit point novice dans les épreuves vaccines.

Je vous engage, citoyens, de prendre connoissance de ce triste évènement ; je vous engage aussi, pour l'honneur de la médecine française, à ne point précipiter votre jugement sur un objet qui nous présage tous les jours de nouvelles victimes : vous ne tarderiez même pas à renoncer à

---

(1) Cet enfant étoit âgé de quatre ans environ : observez qu'il est mort à la même époque de la vaccination, que celui cité dans ma précédente.

tout essai, si vous vouliez croire deux personnes
que je puis citer, qui sont successivement, depuis peu, arrivées de Londres, et qui disent à
qui veut l'entendre, que la Vaccine y a perdu
toute sa vogue, vu les accidens qu'elle avoit oc-
casionnés, et qu'il étoit reconnu que sa vertu
préservative ne duroit pas au-delà de l'année;
c'est ce que je n'ai cessé de vous dire et d'écrire :
mais ces faits n'étant pas constatés, j'ai fait de-
mander des renseignemens; si nous recevons réponse, on pourra savoir quel degré de confiance
les gens non enthousiastes de ce pays accordent
encore à la Vaccine.

 Quant à moi, citoyens, je le dis avec la franchise qui, j'espère, me guidera dans toutes les
actions de ma vie, j'ai à présent la certitude phy-
sique que le virus des vaches, quoique bien ad-
ministré, occasionne souvent dans le corps humain des accidens graves, et même mortels;
plusieurs individus morts, tant en France qu'en
Angleterre, en sont la preuve. Observez aussi
que, pour un fait qui par hasard parvient à ma
connoissance, on doit en supposer plusieurs qui
me sont inconnus : finalement, j'ai la certitude
morale, que les effets préservatifs de la Vaccine, déjà très-contestés par plusieurs faits, ne
s'étendront pas au-delà de la révolution de l'année.

Agréez , citoyens, les assurances de ma considération et mon salut.

V A U M E , D. M.

<div align="center">~~~~~~~~~~</div>

Cinquième lettre adressée aux président et membres composant le comité Médical et Central , pour faire à Paris les épreuves sur la Vaccine.

Paris , le 14 germinal an 9.

C I T O Y E N S ,

En vous confirmant les deux lettres, que j'ai eu l'honneur de vous adresser, en date du 21 ventôse , et 3 de ce mois , je m'empresse de vous faire part de deux faits , survenus dans mon voisinage , qui vous prouveront de nouveau, que l'introduction du virus des vaches anglaises, dans le corps humain, y produit une maladie nouvelle, étrangère à notre espèce, comme à notre pays , et dont les effets sont souvent très-funestes.

Le citoyen Emelert , agent-de-change , demeurant rue du faubourg Montmartre, n°. 18, fit envacciner ses trois enfans , il y a environ quatre à cinq mois ; l'opération produisit , sur les deux aînés , son effet ordinaire , mais non pas sur le troisième, qui avoit toujours joui comme

les deux autres de la plus brillante santé ; j'ob-
serverai cependant, que vers l'âge de deux mois,
il vomissoit souvent la surabondance de sa nourriture : évènement très-commun chez les enfans
les plus robustes. On le mit pendant quelque-tems
à l'usage de l'eau sucrée : ce léger remède suffit
pour arrêter le vomissement, et l'enfant continua
à se bien porter jusqu'à l'âge de huit mois qu'il
fut envacciné ; les boutons vaccins ne furent pas
si gros que ceux de son frère et de sa sœur, et
présentèrent un aspect bien différent ; ces boutons étoient entourés d'un grand cercle brun-noi-
râtre, qui occupoit presque tout le bras ; une
rougeur inflammatoire paroissoit sur le reste du
bras, et s'étendoit jusqu'à la main.

Depuis ce moment, l'enfant n'a plus joui d'un
instant de bonne santé, il déclinoit même à vue
d'œil ; le virus vaccin se porta sur les poumons, y
occasionna une toux opiniâtre, qui par sa violence,
faisoit rejeter les alimens contenus dans l'estomac ;
dans d'autres momens, la bouche se tapissoit
de gros boutons, dont l'éruption étoit toujours
accompagnée de fièvre violente ; enfin après deux
mois de souffrance, les convulsions terminèrent
la vie de cet individu.

En vous nommant le médecin éclairé et praticien habile, qui a dirigé l'opération, ainsi que la
maladie, vous serez assurés qu'il n'y a dans ce

malheureux événement aucun reproche à faire aux personnes, et que tout le mal vient de la chose. Ces détails m'ont été donnés par le père et la mère de cet enfant, avec une exactitude et un discernement, qui prouvent qu'ils ont bien suivi toutes les variations de la maladie.

Le second fait, que je vais vous citer, me paroît encore plus décisif que le précédent, en ce qu'il peut facilement être vérifié, l'individu ayant survécu à la violence de la maladie, graces aux soins du citoyen Defoy, médecin, qu'on a dû appeller, vu que le vaccinateur, à l'aspect des effets terribles de son opération, avoit disparu.

Madame Vinette, demeurant rue du faubourg Montmartre, n°. 25, élève un enfant qu'on lui a confié, qui depuis sa naissance avoit joui de la santé la plus parfaite. Voici la narration exacte de ladite dame, et de son mari. Cet enfant, âgé de dix-sept à dix-huit mois, fut vacciné le 15 nivôse, en présence et avec le virus vaccin d'une dame, qui jouit aussi de la meilleure santé.

Le troisième ou quatrième jour, on apperçut à chaque piqûre un bouton rouge, gros comme la tête d'une épingle ordinaire. L'enfant tomba tout-à-coup dans un accablement, tel qu'il ne pouvoit plus se soutenir, et prit un dégoût pour toute espèce de nourriture. Vers le sixième jour, survint une fièvre des plus violentes, qui fut suivie d'une éruption croûteuse, galleuse ou dartreuse, qui couvroit presque toute la surface du corps ; ces éruptions, par leur ensemble , présentoient l'aspect d'une maladie cutanée, à laquelle je ne puis donner de nom particulier, quoique depuis plus de trente-quatre ans j'exerce l'art de guérir.

On vit paroître ensuite des espèces de gros clous, qui se logèrent au-dessus des premières éruptions ; plusieurs de ces tumeurs formèrent des dépôts qui percèrent , et l'enfant fut en même-tems tourmenté d'une démangeaison si vive , que pendant plus de quarante jours et quarante nuits, on fut obligé de le veiller ; enfin par les soins et l'intelligence du médecin Defoy , cet enfant commence seulement à se rétablir. On apperçoit encore de ces croûtes dartro galleuses ; plusieurs présentent une surface de deux pouces de diamètre, le fond en est brunâtre ; dans les intervalles, on apperçoit des boutons blancs , semblables à des gros boutons de galle ; sur les mains on voit des fentes et des crévasses ; mais tous ces accidens , suivant le rapport des personnes qui ont soigné ce malade, ne sont plus que des échantillons de la maladie terrible , dont vous pouvez encore constater l'état avec facilité ; vous verrez en même-tems, que la jeune fille qui porte habituellement cet enfant , a pris une galle très-forte depuis un mois environ , laquelle lui a été indubitablement communiquée par cet enfant , car suivant tous les rapports , elle étoit parfaitement saine avant cet évènement.

Vous serez convaincus , citoyens, de ma sincérité, et de mon impartialité , quand vous saurez que j'ai conduit près de cet enfant deux de nos confrères , médecins probes , autant qu'instruits ; mais qui, sur la Vaccine , sont jusqu'à présent d'une opinion opposée à la mienne ; ils estiment que cette maladie n'est qu'une dartre galleuse , violente il est vrai, mais qui pourroit avoir une autre cause que la Vaccine, puisqu'elle ne s'étoit pas développée sur cet enfant , comme de coutume.

J'observe qu'il est impossible de soupçonner une autre cause à une maladie si affreuse, développée subitement à l'époque ordinaire du travail de la Vaccine, sur un enfant parfaitement sain, chez lequel on ne peut trouver aucune trace ni indication d'un vice préexistant, et on ne peut rien ajouter aux soins qui ont été donnés à cet enfant par les personnes chargées de l'élever.

Quant au peu d'effet que produisirent les piqûres , ne peut-on pas dire que c'est précisément parce que le virus vaccin , au lieu de se porter à l'extérieur, aura infecté la masse des humeurs, et

produit cette éruption si extraordinaire ; ce qui
est d'autant plus probable, que tous les vaccinés
qui sont morts, ou ceux qui en ont éprouvé de
mauvaises suites, n'ont eu que des boutons peu
élevés? Il est aussi à présumer que le vaccinateur,
au lieu d'abandonner le malade, n'auroit pas
manqué de rejeter la cause de ces symptômes ef-
frayans sur quelqu'autre circonstance, s'il avoit
pu en découvrir une seule qui lui eût présenté
le moindre degré de vraisemblance.

En finissant la présente lettre, je dois vous
prévenir, citoyens, que, depuis quelques jours,
on m'annonce une infinité de faits plus ou moins
funestes, survenus à la suite de la vaccination :
je ne pourrai constater que ceux qui se seront
passés à ma proximité : cette tâche m'est déjà
assez pénible, puisqu'à chaque information, je
vois couler des larmes sur la perte ou l'état dé-
plorable des victimes de cette innovation. Mais il
faut découvrir la vérité sur ce singulier genre
d'inoculation, qui a été propagée sans un examen suffisant : ne voulant cependant pas multi-
plier mes lettres, je réunirai dans la même plusieurs faits authentiques qui, joints à ceux déjà
cités, et à ceux qui peuvent être à la connoissance
de quelques-uns de vos membres, vous décideront
sans doute au rejet de l'inoculation du virus des

vaches anglaises, comme préservatif de la petite vérole.

Agréez, citoyens, l'assurance de ma considération et mon salut.

VAUME, *D. M.*

Le comité Médical établi à Paris pour l'inoculation de la Vaccine, au citoyen VAUME, *médecin.*

Paris, le 17 germinal an 9.

CITOYEN,

Le comité a entendu, dans ses séances du 10 et du 15 de ce mois, la lecture des lettres que vous lui avez avez adréssées : il respecte l'opinion que vous pouvez avoir sur la Vaccine ; mais il croit ne devoir rien changer à celle qu'il a déjà émise dans les différentes notes qu'il a publiées.

Au nom du comité,

J. J. LEROUX, *vice-président.*

Sixième lettre adressée au comité Médical et Central, en réponse à la précédente.

Paris, le 22 germinal an 9.

CITOYENS,

Vous parlez d'opinion, quand je vous cite des faits alarmans et incontestables ; mais je conçois que l'on ne renonce pas facilement à l'illusion d'un espoir flatteur, et vous voulez attendre que de nouveaux malheurs, qui déjà retentissent de plusieurs parties de l'Europe, vous donnent des preuves ultérieures des mauvais effets de la Vaccine. Vous vous êtes cependant assemblés, non pour l'approuver, ni désapprouver, mais pour l'examiner ; et si ses résultats sont funestes, ou seulement moins avantageux que l'inoculation qui nous étoit connue, en appliquant le sceau de votre improbation au nouveau spécifique qu'on vous a proposé, vous aurez encore droit à la reconnoissance nationale.

N'oublions pas que ce prétendu spécifique a pris sa source dans un pays fertile en projets fantastiques. « J'écrivois, il y a sept à huit mois, « que nous devions nous tenir en garde contre » les inventions de certains médecins anglais, » qui, souvent systématiques ou charlatans, nous

» avoient déjà induits en erreur avec la transfu-
» sion du sang, avec leurs remèdes infaillibles,
» tirés, tantôt de l'acide nitrique, tantôt de l'a-
» cide muriatique, pour la guérison des maladies
» vénériennes ; ensuite c'étoit le phosphore qu'ils
» prétendoient substituer au camphre ou à l'o-
» pium, etc. etc. » Aujourd'hui c'est une maladie
de leurs vaches qu'ils voudroient nous inoculer.
Mais le voile est tombé ; et votre qualité d'hom-
mes, votre titre honorable de médecins, les de-
voirs que vous vous êtes imposés ; tout vous oblige
à éclairer le public sur les dangers de ce poison
animal, qui a déjà répandu ses effets destruc-
teurs sur une partie de la génération actuelle,
et qui pourroit propager ses influences malignes
sur les générations futures.

Agréez, citoyens, mes sentimens de considération et mon salut.

VAUME, D. M.

F I N.